U0244124

疾控科普系列

「三区三州」健康促进科普丛书

包虫病

温浩　张文宝　主编

国家卫生健康委员会疾病预防控制局　组织编写

人民卫生出版社

编者名单

主 编

温 浩 张文宝

副主编（按姓氏笔画排序）

马尔当·阿不都热合曼 宋 涛 邵英梅 官亚宜 段新宇

编 委（按姓氏笔画排序）

马 霄 马尔当·阿不都热合曼 王 健 王秀民 冯 宇
尼玛拥措 吐尔干艾力·阿吉 吐尔洪江·吐逊 贡桑曲珍
李 军 李明皓 李波霖 任 远 宋 涛 张文宝
邵英梅 杨璐鹭 肖占军 官亚宜 赵 军 段新宇
侯岩岩 黄 祥 蒋宗华 韩秀敏 温 浩

绘 图

李 鑫

秘 书

李波霖

前　言

包虫病是一种古老的人畜共患病，该疾病的蔓延造成了一个世界性的公共卫生问题。多个世纪以来，为了有效地控制和预防该病，许多医学科学家们进行了长期不懈的努力，但至今仍有许多疑点和难点有待解决。老百姓们谈起包虫病也不清楚这到底是个什么虫子。因此，我们致力于编写一本包虫病相关的健康科普读物。

我们从编写到出版始终坚持一个理念，向读者朋友们介绍包虫病的基础知识、预防和治疗的策略，宣传良好的预防包虫病的卫生习惯，让我们远离包虫病。

本书集科学性和知识性为一体，全书以一问一答的形式，运用通俗易懂的文字、生动的漫画图片对包虫病进行描述，主要介绍了包虫病是什么，人为什么会得病，怎样预防包虫病，它的传播途径和循环圈是什么，得病后如何检查、诊断和治疗。

本书是各族医务工作者和社会志愿者辛勤劳动的智慧结晶。众多医务工作者深入基层、走村入户、与百姓交流，不辞劳苦与包虫病做不懈的抗争。更有资深的科普专家和绘画作家，加入到与包虫病做斗争的群体中来，形成了一个防诊治全方面共同抗争包虫病的团队，才有了今天这本文字简要、内容通俗、图文并茂、生动诙谐的图书。

我们的读者对象，主要是基层卫生工作者、教育工作者、包虫病流行区的中小学生和各族农牧民和城镇居民，他们都是中国梦的参与者、创造者和见证者。希望这本书为他们提供健康保健、防病治病的科普知识。

在这里，我还要代表本书的编者们，向全国各病区的宣传教育部门、社区（乡镇）和相关部门表示由衷的感谢！

2019 年 3 月

目录

认知篇

答疑篇

附件

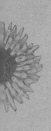

认知篇

1. 寄生虫是怎样的一种生物

寄生虫是一种一生大多数时间居住在另外一种动物体表或体内(称为宿主或寄主上)的寄生生物。是具有致病性的低等真核生物,可作为病原体,也可作为媒介传播疾病,其特征为在宿主或寄主体内或附着于体外以获取维持其生存、发育或者繁殖所需的营养或者庇护。通常,寄生虫对被寄生动物会造成损害甚至可以改变寄主的行为,以达到自身更好地繁殖生存的目的。

2. 寄生虫病是怎样的疾病

寄生虫病是一些寄生虫寄生在人或动物的体表或体内所引起的疾病,因虫种和寄生部位不同,引起的病理变化和临床表现各异。寄生虫病是世界上分布广、种类多、危害严重的一类疾病,多出现在贫穷落后、卫生条件差的地区,热带和亚热带地区更多。非洲、亚洲的发展中国家发病较多,感染的人群主要是接触疫源较多的劳动人民及免疫力较低的儿童。

寄生虫的发病主要取决于侵入体内的寄生虫数量和毒力以及宿主的免疫力。侵入的虫体数量愈多、毒力愈强,发病的机会就愈多,病情也较重。宿主的抵抗力愈强,感染后发病的机会就愈少,即使发病,病情也较轻。寄生虫病发病的过程是宿主与虫体相互斗争的结果。病理变化主要包括虫体对宿主组织的机械性损伤引起的损害,虫体分泌的毒素或酶引起的组织坏死,以及宿主反应引起的嗜酸性粒细胞和其他炎性细胞的浸润,甚至形成嗜酸性粒细胞性脓肿和对幼虫或虫卵产生的嗜酸性粒细胞性肉芽肿。

寄生虫病主要有蛔虫病、绦虫病、蛲虫病等种类。

3. 人体常见的寄生虫有哪些

人体寄生虫指以人作为宿主的寄生虫,可分为内部寄生虫和外部寄生虫两种。大多属原生动物、线形动物、扁形动物、环节动物和节肢动物。寄生虫学中习惯上把原生动物称为原虫类,把线形动物和扁形动物合称为蠕虫类。内部寄生虫大多包括在线虫类、绦虫类、吸虫类和原虫类中。

寄生虫一般都是吃进来的。有的幼虫囊虫分布在肺部、皮下,甚至脑部和眼部。寄生虫对人体是有害无益的,对人体的损害多是掠夺营养,引起炎症,阻塞血管等。

人体常见的寄生虫主要有：钩虫、疥螨、蛔虫、扁形血吸虫、绦虫、蛲虫、班氏丝虫、弓形虫、蓝氏贾第鞭毛虫（简称贾第虫）、阿米巴虫等。

4. 包虫病是怎样的一种寄生虫病

包虫病是由一种绦虫引起的寄生虫病，病原体是一种很小的绦虫（长2~7毫米，宽1毫米）——棘球绦虫。该病为人畜共患病，主要传染源是犬类。犬类作为终宿主，常因食入病畜内脏而感染包虫病，其身体表面及排泄物往往带有虫卵。人可通过接触犬类，或食入被其排泄物污染的水或蔬菜而误食虫卵而最终导致患包虫病。牛、羊等家畜通常是作为中间宿主而受害。根据世界卫生组织的相关资料，未经治疗的泡型包虫病患者10年病死率高达94%，被称为"虫癌"。

我国主要有三种棘球绦虫，其中两种会感染人，一种叫细粒棘球绦虫，感染后形成囊型包虫病（CE）；一种叫多房棘球绦虫，感染后形成泡型包虫病（AE）。人和家畜最初吃了棘球绦虫的虫卵，虫卵在不同的器官（主要是肝脏，其次是肺脏等）里发育为包囊，而生成包虫病。

一般来说，囊型包虫病的病程相对缓慢，潜伏期在1~30年。多数患者常常没有明显的症状，多在体检或因其他疾病手术时发现，甚至有一些患者在死后进行尸检时才发现。随着囊肿的逐渐长大，寄生部位的占位性压迫症状以及全身毒性症状逐渐明显。临床上根据棘球蚴所寄生的脏器而命名为相应的包虫病。

肝包虫病是最常见的一种棘球蚴病，其次是肺包虫病。人得了肝包虫病通常会感到肝区疼痛，坠胀不适，上腹饱满、食欲减退。巨大的肝包虫囊肿会使患者横膈抬高，活动受限，甚至出现呼吸困难。压迫胆总管可引起阻塞性黄疸。

肺包虫病感染早期往往无明显症状，很多患者是在体检透视时发现患病。囊肿长大后会压迫肺组织与支气管，患者会出现咳嗽、胸痛、血痰、气急，甚至呼吸困难。如果肺部的棘球蚴囊破裂，会突然咳出大量清水样液或粉皮样内囊碎片和子囊。临床表现为阵发性呛咳、呼吸困难，可伴有过敏反应，甚至休克。若大血管破裂，可出现大咯血。

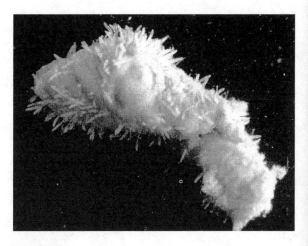

图1　棘球绦虫

脑包虫病的发病率相对较低,多见于儿童。多发于脑顶叶及额叶,偶发于颅底部、小脑脑室或硬脑膜及颅骨间等处。临床表现与一般占位性病变相似,出现癫痫、颅内压增高等症状,很容易被误诊为肿瘤。通过详细询问病史及脑 CT、脑磁共振等检查,可协助医生进行明确诊断。

骨包虫病比较少见。棘球蚴开始位于骨髓腔内,生长缓慢,继而沿骨松质与骨孔蔓延,骨质破坏,引起病理性骨折。囊肿穿破骨皮质,侵入周围软组织,出现巨大包块。若再向皮肤破溃,则形成长期不愈的瘘管,流出脓液和包虫碎屑,并可继发慢性化脓性骨髓炎。若累及关节,可引起病理性脱位。病变初期无明显症状,随着病情的发展,可出现疼痛、麻木、肢体肌肉萎缩。脊椎、骶骨等处的囊肿可压迫神经,产生神经压迫的症状和体征,甚至截瘫。

其他部位也可能感染,比如:眼包虫病,该病很少见,主要发病于眼眶。也可寄生在肾、膀胱、输尿管、前列腺、精索、卵巢、输卵管、子宫和阴道等泌尿生殖器官。此外,心、脾、肌肉、胰腺等部位也有棘球蚴寄生的报道,其症状与良性肿瘤相似,临床诊断时须注意区分,避免误诊。

5. 包虫病的发现历史有多久了

包虫病是一种古老的人畜共患疾病。早在公元前460—公元前377年就有肝包虫破裂致死亡的描述。1653年有研究者在屠宰场内最早观察到猪体内透明鸡蛋样病灶。1675年有学者在其专题论文中详细记载了家畜肝脏及肺脏表面葡萄串样病变。1761年有了冰岛上第一例包虫病患者尸检报道。200多年后所描述的寄生虫生活史才被人们逐步了解。直到1939年对这一疾病所产生的毒性反应才逐渐被人们认识。中国早在公元前460—公元前379年，就在现存最早的中医理论著作《灵枢经》中有关于腹部囊型肿块的表述。

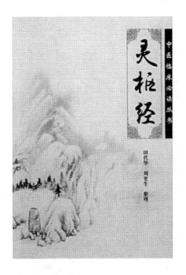

图2 《灵枢经》

6. 包虫病在全球的流行情况是什么样的

包虫病主要分布于亚洲、非洲、南美洲、中东地区、中欧地区、北美阿拉斯加和日本北海道地区。

人类囊型包虫病分布较广,流行区域几乎遍布所有大洲,尤其以畜牧业为主的国家和地区多见,是一种严重危害人体健康,妨碍农牧业发展的常见病,是一个重要的公共卫生问题。据估计,全球因囊型包虫病每年造成的经济损失达 1.94 亿美元。若将漏报病例计算在内,囊型包虫病每年治疗费用及牲畜损失预计为 30 亿美元。

7. 包虫病在我国的流行情况是怎样的

迄今为止,我国有 21 个省(自治区),约占国土面积的 87%,相继都有包虫病病例的报道,主要流行区在新疆、青海、四川、甘肃、宁夏、内蒙古、西藏等地。

根据 2012 年全国包虫病流行情况调查,全国包虫病流行县共计 350 个,受威胁人口 5000 多万,分布于我国的内蒙古、四川、云南、西藏、陕西、甘肃、青海、宁夏、新疆 9 省(自治区)和新疆生产建设兵团,各省人群患病率从高到低依次为四川(1.08%)、青海(0.63%)、宁夏(0.22%)和甘肃(0.19%),新疆、内蒙古和新疆生产建设兵团人群患病率均低于 0.1%。

根据对内蒙古、四川、甘肃、青海、宁夏、新疆和新疆生产建设兵团 7 个流行省(区 / 兵团)259 个流行县调查数据推算的人群包虫病患病率为 0.24%,推算患病人数为 11.5 万人。儿童血清抗棘球蚴抗体阳性率为 3.15%,犬棘球绦虫粪抗原阳性率为 4.26%,家畜棘球蚴病检出率为 4.72%,啮齿目兔形目动物泡球蚴检出率为 1.54%。从西藏已调查 4 个县的患病情况看,青藏高原是全国包虫病流行情况最为严重的地区。

8. 包虫病对我国人、畜造成的负担如何

我国包虫病造成的人畜经济损失约占全球的 40%，位居全球首位，而人类相关的经济损失约占 19%。

我国四川省石渠县 2001—2003 年的人口仅为 6.3 万人，估计每年因包虫病产生的经济损失达 800 万元，年人均经济损失达 127 元。20 世纪末 21 世纪初对宁夏 987 例住院病例研究显示，包虫病患者住院费用中位数是 4225.00 元，费用最多为 24 252 元，最少为 125 元，人均费用为 4649.05 元。

包虫病对畜牧业的损害也很大。目前，我国 11 种有蹄家畜均有不同程度的感染，家畜患病给畜牧业生产带来巨大的经济损失。据农业部门上世纪九十年代初流行病学调查数据推算，全国每年患包虫病的家畜在 5000 万头以上，2007 年因家畜死亡和脏器废弃造成的直接经济损失逾 30 亿元。1991—1993 年对甘肃省天祝藏族自治县进行的包虫病流行病学调查结果显示，绵羊感染率 76.90%，牦牛感染率 58.33%，屠宰厂解剖淘汰畜 1058 头，带虫率 97.23%。2005—2010 年对四川省石渠县 7874 头牲畜的调查结果显示，因包虫病感染给畜牧业造成的经济损失达 903 649 美元。

9. 国内流行的人体包虫病主要有几类

包虫病的分类按包虫囊肿寄生部位的不同,包虫病可分为:肝包虫病、肺包虫病、脑包虫病、眼包虫病等。

按包虫囊肿数量的多少可分为:单发性包虫病和多发性包虫病。

按感染绦虫的不同主要分为两大类,由细粒棘球绦虫引起的囊型包虫病(CE)和由多房棘球绦虫引起的泡型包虫病(AE)。

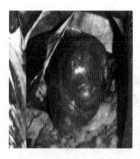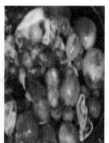

图 3A　囊型包虫病(CE)

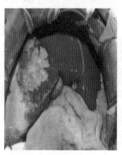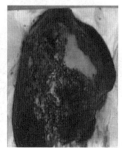

图 3B　泡型包虫病(AE)

10. 包虫病对人有哪些危害

包虫病对人体所造成的直接危害主要是压迫和毒素作用,其危害程度与包虫囊肿的寄生部位、大小、数量、性质及并发症关系密切。早期包虫病患者没有明显症状和体征,随着时间推移,包虫囊肿逐渐增大,引起肝区隐痛、坠胀不适、上腹饱满、食欲不佳等;巨大肝包虫可使膈肌抬高压迫肺脏,致使呼吸困难。肺包虫常伴有胸部隐痛或刺痛;巨大肺包虫可有干咳、胸闷、气短等症状。其他脏器如脑、肾、心等,其后果更为严重。

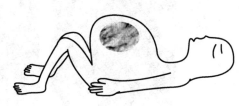

图 4　肝包虫引起的腹部肿胀

11. 包虫病主要发生在人体的哪些器官

各脏器的包虫病感染率,与脏器的血流量及六钩蚴随血液循环经过的先后次序有直接关系。根据六钩蚴通过静脉系统的顺序和各脏器的解剖特点,囊型包虫病在肝脏的发病率最高,占65%~80%,而泡型包虫病约98%原发于肝脏。肺脏的发病率仅次于肝脏,占14%~18%。各脏器的发病率依次为肝、肺、腹腔、盆腔、脾、肾、脑、骨、肌肉、皮下、眼眶、纵隔、乳腺、腮腺、甲状腺、胸腺、精索、心肌、心包等。

12. 人为什么有肝包虫病、肺包虫病、脑包虫病等不同的包虫病

人们食入的包虫卵(内含六钩蚴)在血流带动下,可进入身体的各个器官,如肝脏、肺脏、脑和肾脏等,根据寄生器官的名称不同,而称为不同的包虫病,寄生在肝脏称为肝包虫病,寄生在肺称为肺包虫病,寄生在脑称为脑包虫病。

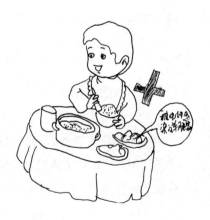

图5 防止病从口入

13. 得了包虫病以后，患者有哪些临床症状

不同部位感染的包虫，表现出的症状也不同。

肝包虫病：早期无明显症状，随着囊肿的增大可出现腹痛、患者自己或家人可摸到腹部包块等症状。囊肿可压迫胆道或破入胆道，可以出现发热、腹痛、皮肤及眼睛黄染等。肝包囊感染与肝脓肿很相似：可以出现发热、腹痛。肝包虫囊破裂可使大量囊液逸入腹腔或胸腔出现皮肤荨麻疹甚至出现过敏性休克。

肺包虫病：随着肺包虫囊的增大，会引起胸痛、咳嗽、咯血，咳出水样囊液和粉皮状包虫囊皮等症状。

脑包虫病：临床上较少见，常有头痛、呕吐等表现。

14. 什么叫继发性包虫病

在某一个器官生长的包虫的原头节或泡型包虫脱落的组织及碎片可潜入血液循环，因而在其他器官生长的包虫病叫继发性包虫病。

比如由肝包虫转移的继发性肺包虫病和脑包虫病。

15. 棘球绦虫的幼虫和成虫主要寄生在哪些动物

棘球绦虫是绦虫的一类或一个属,与其他寄生虫有所不同,它的幼虫与成虫分别寄生于两个宿主。

棘球绦虫幼虫寄生的宿主叫中间宿主,是哺乳动物中的反刍类(羊、牛、马、骆驼等)和啮齿类(鼠、鼠兔、旱獭等);而成虫寄生的宿主叫终宿主(或者终末宿主),是哺乳动物中的肉食类(犬、狐狸、狼等);这样棘球绦虫需要两个哺乳动物的宿主来完成一代生活史。

16. 棘球绦虫成虫在哪里生长

棘球绦虫的成虫只寄生在犬科动物(犬、狐狸、狼等)的小肠内,这种寄生的特性与犬科动物的胃肠环境、先天性免疫以及胃黏膜层的结构等因素有关。

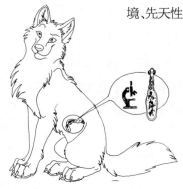

图 6　棘球绦虫成虫寄生在犬等肉食类动物中

17. 引起包虫病的主要病原种类有哪些,分别会导致
何种包虫病

（1）细粒棘球绦虫致囊型包虫病；

（2）多房棘球绦虫致泡型包虫病；

（3）少节棘球绦虫致多囊型包虫病,流行于南美洲。

另外还有两种,伏氏棘球绦虫和石渠棘球绦虫目前
还没有证明可感染人类。

在我国流行的包虫病的病原主要是以细粒棘球绦
虫和多房棘球绦虫为主。

18. 细粒棘球绦虫主要寄生在哪里

细粒棘球绦虫有成虫和幼虫两个发育阶段。成虫
寄生于犬科食肉动物的小肠内,这些食肉动物叫终
末宿主；幼虫（棘球蚴）寄生于人和多种食草类家
畜及其他动物,这些动物叫中间宿主。由成虫感染
犬引起的病叫细粒棘球绦虫病；幼虫感染人和家畜
引起的病,称棘球蚴病或包虫病。

19. 细粒棘球绦虫的成虫长什么样

成虫为细小扁平的形状,呈乳白色,体长 2~7 毫米,平均 3.6 毫米,身体分节。细粒棘球绦虫身体分为头节、颈节、未成熟节片、成熟节片和妊卵节片等 5 个节片。

头节略呈梨形,具有顶突和 4 个吸盘。顶突上有两圈大小相间的小钩(28~48 个,呈放射状排列),顶端有一群梭形细胞组成的顶突腺,其分泌物可能具有抗原性。吸盘呈圆形。

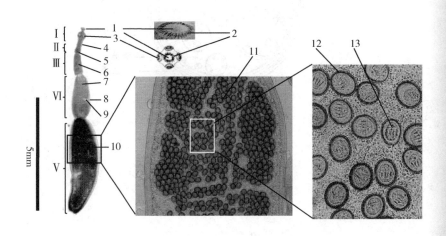

图 7   细粒棘球绦虫成虫模式图

1.顶突 2.头钩 3.吸盘 4.头节胚性细胞区 5.分节线 6.卵黄腺 7.子宫
8.生殖孔 9.雄颈囊 10.孕卵节片分枝子宫 11.虫卵 12.卵壳 13.六钩蚴
Ⅰ.头节 Ⅱ.颈节 Ⅲ.未成熟节片 Ⅳ.成熟节片 Ⅴ.孕卵节片

20. 细粒棘球绦虫的幼虫长什么样

细粒棘球绦虫幼虫即棘球蚴,为圆形或近圆形的囊状体,大小因寄生时间的长短、寄生的部位和宿主的不同而异,直径可由不足1厘米至数十厘米,大者含有的囊液通常超过1000毫升。棘球蚴为单房性囊,由囊壁(分为角皮层和胚层)和内容物(生发囊、原头蚴、子囊、孙囊和囊液)组成。

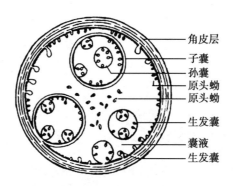

图8 棘球蚴结构模式图

21. 细粒棘球绦虫的虫卵长什么样

　　细粒棘球绦虫的虫卵与牛、猪带绦虫虫卵相似,为宽椭圆形,直径因不同种株而异,有报道为 31~43 微米,在普通光学显微镜下难以区别。成熟虫卵超微结构具有 5 层结构:卵壳、卵黄膜、胚膜、钩蚴膜和颗粒层。

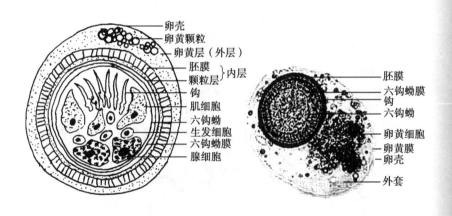

图 9A　虫卵超微结构模式图　　　　　图 9B　虫卵

22. 多房棘球绦虫的成虫长什么样

　　成虫外形和结构都与细粒棘球绦虫相似,但虫体更小,长仅为 1.2~3.7 毫米,平均 2.13 毫米,头节、顶突、小钩和吸盘等都相应偏小。虫体常有 4~5 个节片。头节上有吸盘,顶突上有小钩 14~34 个。

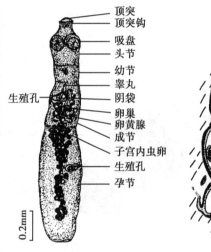

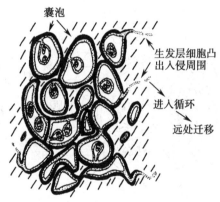

图 10A　多房棘球绦虫成虫　　　　图 10B　多房棘球蚴模式图

23. 多房棘球绦虫的幼虫长什么样

多房棘球绦虫幼虫主要寄生在肝脏,在肺、脑等部位也有寄生现象。一般呈单个巨块型,为淡黄色或白色的囊泡状团块,有时为结节型或两者兼有,是由多个大小不等的囊泡相互连接、聚集而成,病变脏器切面肉眼观察时呈海绵状或蜂窝状结构。小囊泡相互链接呈蜂窝状结构,中间坏死液化形成空腔(圈内区)周围可看到新生泡球蚴。

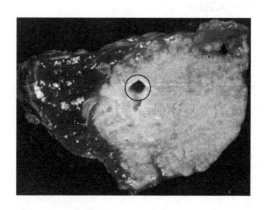

图11　泡球蚴感染人肝

24. 多房棘球绦虫的虫卵长什么样

在光学显微镜下观察,形态、大小与细粒棘球绦虫虫卵极为相似,难以区别,而在电镜显微镜下,椭圆形虫卵外膜由内向外依次为胚膜、胚膜表膜和卵壳。

25. 细粒棘球绦虫和多房棘球绦虫的生活史是一样的吗

不一样。细粒棘球绦虫的生活史主要在犬－羊之间的循环来完成生活史；多房棘球绦虫主要在狐狸－鼠类这样的野生循环圈完成生活史。

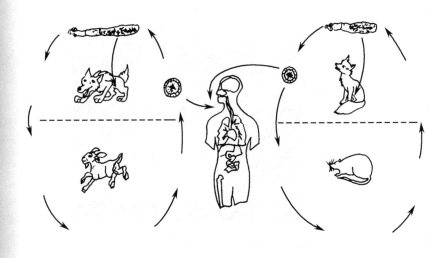

图 12A　细粒棘球绦虫生活史　　　　　图 12B　多房棘球绦虫生活史

26. 细粒棘球绦虫的生活史是怎样的

1853 年，Von Siebold 在实验中确定了细粒棘球
绦虫的生活史。细粒棘球绦虫的终宿主主要是犬；
中间宿主是羊、牛、骆驼、猪，偶可感染马、袋鼠、啮
齿类动物，人类也可被虫卵感染，但并非适宜的中
间宿主，不参与循环史。

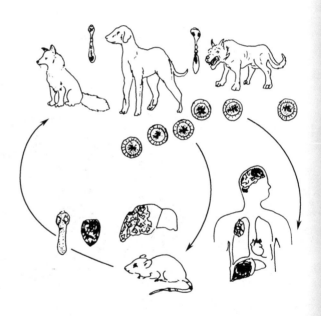

图 13　细粒棘球绦虫生活史示意图

27. 多房棘球绦虫的生活史是怎样的

多房棘球绦虫的幼虫主要寄生于野生啮齿类动物，如田鼠、仓鼠、大沙鼠、棉鼠等中间宿主，同样人类也可被虫卵感染，但并非适宜的中间宿主，不参与循环史。成虫主要寄生在狐狸、狼，也可寄生在犬体内。

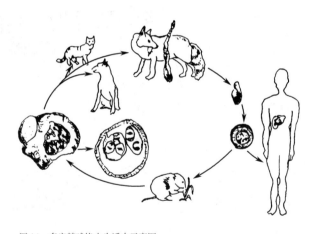

图 14　多房棘球绦虫生活史示意图

28. 包虫病成虫的寿命有多久

细粒棘球绦虫成虫在犬体内的寿命为 2 年,排卵 6 个月。

多房棘球绦虫成虫的寿命不详,但至少可排卵 3 个月。

29. 细粒棘球绦虫原头蚴(幼虫)寿命有多长

在 –10~–5℃下,原头蚴在动物尸体内可以存活 5 天;

在 –2~2℃下可存活 10 天;

在 10~15℃下可存活 4 天;

在 20~22℃下可存活 2 天;

有报道称,在 4℃并有囊液存在的条件下可存活数月。

包囊可以在人体内存活 53 年。

实验表明: 完全杀灭感染的羊肝、肺内细粒棘球绦虫原头蚴至少需要煮沸 20 分钟,也就是说,只要我们把感染的内脏在沸水中煮 20 分钟后,再拿来喂养犬等终末宿主,就不会造成感染了。

I 原头蚴　　　　Ⅱ感染肝脏

a　　　　　　感染肝脏未经加热

b　　　　　　感染肝脏煮沸5分钟

c　　　　　　感染肝脏煮沸10分钟

d　　　　　　感染肝脏煮沸20分钟

e　　　　　　感染肝脏煮沸30分钟

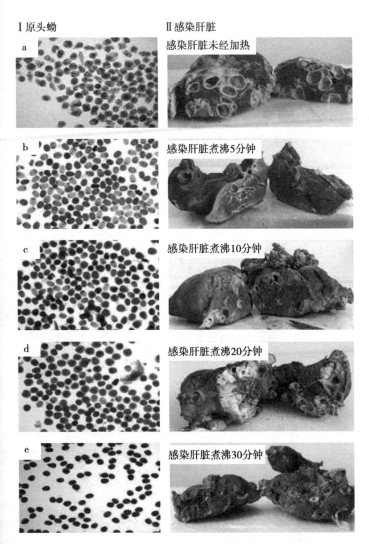

图 15　不同煮沸时间下感染的羊肝内原头蚴死亡情况

30. 细粒棘球绦虫的虫卵在外界可以存活多长时间

细粒棘球绦虫虫卵在外界,对低温、干燥及化学药品具有很强的抵抗力。75% 的酒精不能杀灭虫卵,在 2℃的水中可以活 2.5 年,在冰中可以存活 4 个月,虫卵可以耐受 ±30℃范围内的温度,但不能耐受 −70℃低温或者 80℃高温。故为了预防包虫病,一定要吃熟食即可有效预防感染。

31. 棘球绦虫是如何繁殖的

棘球绦虫有两种繁殖方式: 即有性繁殖和无性繁殖,成虫属雌雄同体,具有强大的繁殖能力,通过有性繁殖产生虫卵,大多数以自体受精的方式繁殖后代,但也存在异体交配的繁殖方式; 幼虫(包囊)通过无性繁殖(生发层细胞分裂)产生原头蚴。

32. 包虫病成虫是如何摄取营养物质的

包虫病的成虫寄生于小肠,主要通过体表来吸收被肠道消化酶消化或半消化的营养物质。成虫的头节深埋于小肠黏膜中,起到固定的作用。

预防篇

33. 为什么要预防包虫病

包虫病作为一种人畜共患传染病,不仅给患者及其家庭带来极大痛苦和沉重经济负担,而且给畜牧业生产也带来巨大损失,造成众多的农牧民百姓"因病致贫、因病返贫",是严重危害各族百姓身体健康和阻碍畜牧业发展的重大疾病。为此,要防止包虫病的传播,要对已得病的患者进行科学规范的治疗,降低疾病的复发,减少患者和其家庭的治病负担。同时加强宣教,防患于未然。

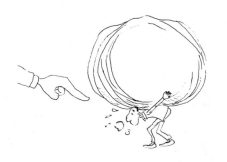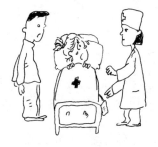

图 16　防治包虫病

34. 包虫病最主要的传染源是什么

包虫病最主要的传染源是犬,还有狼、狐狸等。一只感染包虫的犬肠内可寄生从几十条至上万条成虫,产下的虫卵可污染皮毛和草地,这时如果与犬密切接触,就会污染手、水源、食品等,经口食入,人就会患上包虫病。

故,为预防包虫病,一定要有良好的生活习惯,做到饭前洗手,养成喝开水、吃熟食的习惯。

35. 我国包虫病的循环圈是怎样的

细粒棘球绦虫大致分成四个阶段,即:成虫、卵、包囊(棘球蚴)和原头蚴。成虫寄生在犬、狼、狐狸等野生动物的小肠内;虫卵或孕节随粪便排出,污染草场、饲料、土壤和水源等,可使人、羊、牛、马、骆驼等家畜或野生动物感染致病;卵被人或羊等家畜食入后,发育为棘球蚴或泡球蚴而使人或畜患包虫病,棘球蚴无性繁殖生产大量的原头蚴。

多房棘球绦虫在自然界循环于狐狸、狼、野犬和多种啮齿类动物之间,狐狸和野犬成为感染人的主要来源。患者因捕猎、饲养狐狸,或剥制狐皮、狼皮而受感染,也可能通过饮水、吃生菜水果等间接方式感染。野犬群到处流窜;同时,羊群与犬群形成循环圈,人与羊群、野犬接触而感染,而且感染率甚高。这些地区往往同时也有细粒棘球蚴病流行。

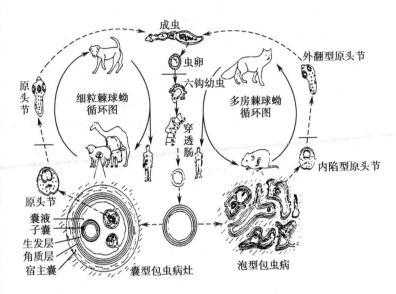

成虫

虫卵

六钩幼虫

外翻型原头节

原头节

细粒棘球蚴
循环图

穿透肠

多房棘球蚴
循环图

内陷型原头节

原头节
囊液
子囊
生发层
角质层
宿主囊

囊型包虫病灶

泡型包虫病

图 17　包虫病的循环圈

36. 犬等食肉动物是怎样成为传染源的

由于犬等食肉动物吃了牛、羊等食草动物体内含有
包虫囊肿的内脏组织后,包虫囊内的原头节在十二
指肠上段内发生外翻,附着在肠壁上,经过 45 天左
右就会长出成千上万的性成熟的棘球绦虫,通过排
便进而排出棘球绦虫虫卵,污染草地、皮毛等物体
后,经人或羊等其他动物接触污染物而发挥其传染
源的作用。

为防止犬等动物被感染,家中有被感染的动物内脏
一定要在开水中煮沸 20 分钟后再投喂。

37. 人和牛、羊等食草动物是如何感染上包虫病的

人和牛羊等食草动物都对包虫易感染,只要生活在包虫病流行区尤其是高发流行区内,时刻都有误食棘球绦虫虫卵而被感染上包虫病的可能。棘球绦虫的成虫寄生在狗和狼、狐狸等食肉动物的小肠里,会不断地随着动物粪便排出大量虫卵,散布到周围环境中。牛羊等食草动物很容易在吃草时食入被虫卵污染的草或在喝水时饮入被虫卵污染的水而被感染患病。人则由于饮用了被虫卵污染的水源和食物,或者通过玩狗、捕杀野生动物等方式虫卵污染了手而被感染患病。

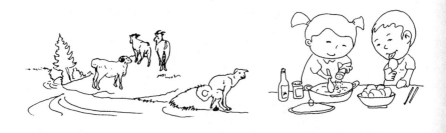

图 18　人和牛、羊等食草动物感染包虫病的方式

38. 包虫病的传播途径是什么

主要是通过狗→羊，或狗→其他家畜之间的相互传播成为一个生活循环周期，而人只是在这一循环中偶被染致病。在寄生虫的生活周期中，必须有其特定的适宜宿主，以促其生活周期的延续。

人与狗亲密接触，其虫卵污染人手致病，即虫卵－手－经口入；虫卵污染了草场后，牛、羊吃了带虫卵的草后得包虫病；狗粪便中的虫卵可污染蔬菜、其他食品和水源，尤其是人畜共饮水源，从而造成虫卵－食物，或水－经口入人体；在干旱多风的北方地区，虫卵混在尘埃里，可随风飘荡，也有经呼吸道而感染的可能；被虫卵污染的毛皮可输出到非流行区，例如皮毛交易集散地区，居民接触虫卵也有可能得包虫病；捕猎狐狸、狼者，接触皮毛也容易感染。

所以，为避免感染，在接触可能污染的皮毛，到包虫病流行区工作，游玩时一定做到饭前洗手，不生吃蔬菜，洗净瓜果，喝开水、吃熟食。

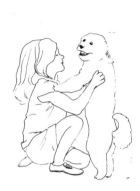
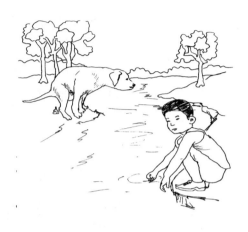

图 19　包虫病的传播途径

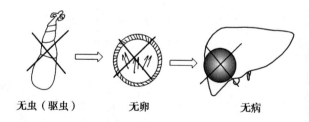

无虫（驱虫）　　　　　无卵　　　　　无病

图 20　包虫病的控制

39. 如何预防包虫病

（1）包虫病病源来自于犬，因此必须做好犬的预防工作。要尽量喂熟食或成品狗粮，别让狗在外捕食。

（2）要清除好宠物的粪便并做无害化处理（深埋或焚烧），接触到宠物粪便后要彻底洗干净手；定期清洁、消毒环境。

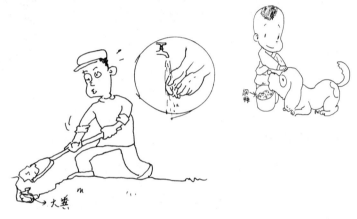

（3）应避免与宠物之间过度亲密的行为，如摸狗，接吻以及长期共眠等。

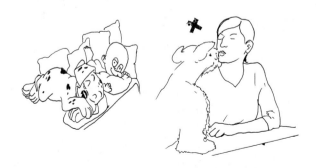

（4）给犬定期用吡喹酮驱虫,要做到"犬犬投药,月月驱虫"。

（5）在畜牧区广泛开展有关包虫病知识的宣传。

（6）消灭野犬,加强家犬的管理,儿童勿玩耍狗。

（7）防止犬粪污染草场、饲料、水源,预防羊群染病,加强宰杀管理,病死的羊尸应深埋或焚毁。

（8）注意个人卫生。

（9）保护水源,搞好环境卫生。

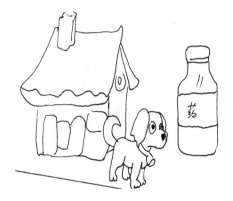

40. 狗咬人会把包虫病传染给人吗

一般不会,狗嘴旁可能带有的虫卵需要经过胃肠道孵化才能继续发育,目前没有虫卵在皮下发育的证据。

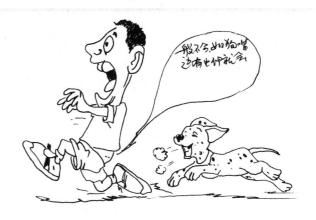

图 21　不要被狗咬

41. 狗喜欢舔人,那样会传染包虫病给人吗

有可能,因为狗嘴旁可能带有虫卵,舔的时候会带到人的身体表面甚至脸上,增加了人误食虫卵的可能性。

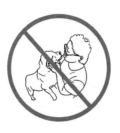

图 22　与狗密切接触可能传染包虫病

42. 家人或者邻居得了包虫病,我会被他们传染上吗

不会的,包虫病不在人和人之间传播。只是如果你们的生活环境如果有虫卵存在(家里养狗),你同样存在得包虫病的风险。

43. 来自包虫病流行区的人群会传播包虫病吗

来自包虫病流行区的部分人群可能是包虫病感染（患）者。但是，无论是否感染（患）包虫病，他们都不会传播包虫病。因为：

（1）在包虫病流行的环节中，人和牛、羊等都是包虫的中间宿主，虫卵或孕节进入人体后，孵化成蚴，钻过肠壁经血液循环到达停留在某一个脏器的部位，又被一层纤维性外囊包裹着，经过数月发育成棘球蚴，并不断长大，造成脏器的损害，但并不排虫卵；

（2）包虫病的终末宿主和传染源是犬类，吃了牛、羊有包虫病的脏器后，棘球蚴在它们的体内发育，成虫在犬类的肠内寄生，随着犬粪排出虫卵和孕节，传染源主要是犬粪污染的水、食物等。所以，包虫病不是人与人之间直接传播的，那么患者不会将包虫病传给其他人。只有流行区的犬类动物，有感染包虫病的可能，并将包虫病传播至它所到的地方。

和包虫病患者亲密接触，共用餐具，握手均不会被传染。

44. 据说吃羊肉容易得包虫病,是这样的吗

不是。羊的包虫病和人是一样的,互相之间不传染。

但是,如果羊肉处理过程中被虫卵污染,而且在加工过程中不注意卫生,或者未做成熟食就食用就有可能会造成人感染。

45. 一个从未到过包虫病流行区的人也会得包虫病吗

有这个可能。如果接触到来自包虫病流行区的皮毛制品、家犬等,也存在患病的可能性。

46. 家里一直没养狗和羊,邻居家也没有,可是为什么还会得包虫病

如果居住的地区有养犬和羊的习惯,就存在包虫病循环和传播的可能性。虫卵会随着犬和羊的活动污染这一地区的土壤、水源、植物,从而使人在不经意中接触到而得病。

47. 包虫病会不会遗传

包虫病通常是通过接触感染的犬而得病,目前没有遗传性的报道。

48. 包虫病在国内哪些地方比较容易得

包虫病是流行于畜牧区的一种常见的寄生虫病,多见于我国西北和西南地区。在这些畜牧业较发达区域,相对养犬较多,但管理相对薄弱,家庭成员对犬病的预防意识不够强烈,且狼、狐等动物也较其他地区多,这些包虫的终末宿主越多的地区,相对发病率越高。

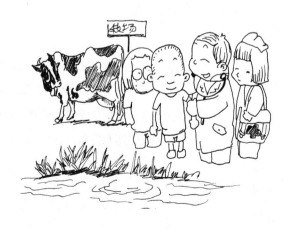

图 23　畜牧区易得包虫病

49. 哪些人容易患包虫病呢

包虫病的流行区主要分布于我国的西部牧区,人对包虫有普遍易感性,尤其是牧区的牧民和从事动物屠宰、挤奶、剪毛等操作的工作人员,以及喜欢玩泥土的儿童。值得强调的是城市养犬者、密切接触动物毛皮者都是高危人群,而草原地区人畜共饮同一水源的居民感染率甚高。具有上述工作和生活范围的人应该定期地进行包虫病检测。

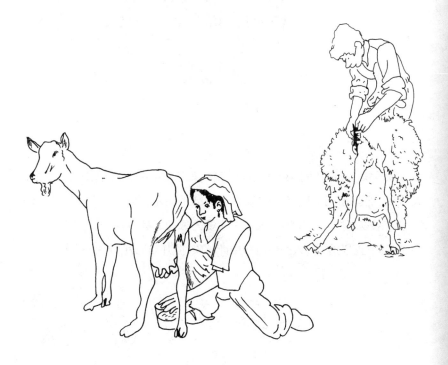

图24 牧区工作人员易得包虫病

50. 哪些动物容易感染包虫病

细粒棘球绦虫需要两个哺乳动物的宿主才能完成生活史。终宿主是犬、狼、狐和豺等食肉动物；中间宿主是羊、牛、骆驼、猪和鹿等偶蹄类，偶可感染马、袋鼠、某些啮齿类、灵长类和人。

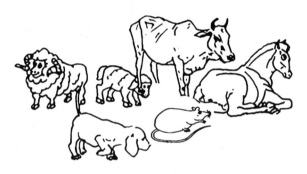

图 25　细粒棘球绦虫易感染动物

多房棘球蚴主要寄生于野生啮齿类动物，如田鼠、旱獭、麝鼠、旅鼠、仓鼠、大沙鼠、棉鼠和褐家鼠等。内蒙古调查结果显示，布氏田鼠中查获泡球蚴感染率较高。其常见的终末宿主主要为狐狸，其次是犬、狼、獾和猫等。中间宿主主要为鼠类，人类也可被虫卵感染，但并非适宜的中间宿主。

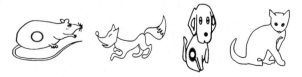

图 26　多房棘球绦虫易感染动物

51. 人们感染包虫病的主要途径是什么

感染包虫病的主要途径是经消化道传染,即"病从口入",当误食被虫卵污染的水、蔬菜和水果等,或手接触犬身上的虫卵后,被胃肠液激活,六钩蚴脱壳而出,钻入肠黏膜的毛细血管,经门静脉系统,随血流进入肝、肺、心、脑等器官。

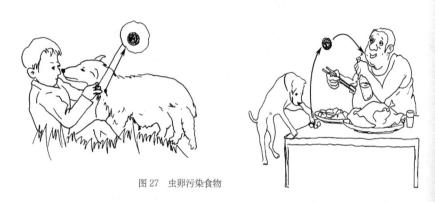

图 27   虫卵污染食物

52. 哪个年龄段的人比较容易得包虫病

患者就诊年龄以 20~40 岁为最多,但由于包虫病的潜伏期很长,可达 10~30 年,由此推断,包虫病一般的感染期为儿童和青少年期,因为在此时期,相对卫生观念淡薄,多喜欢与动物玩耍,在外接触被污染的土壤、草原、蔬菜、水果机会较多,若不注意饭前认真洗手或吃生食就很容易被感染。

53. 为什么少年儿童、牧区家庭主妇是包虫病防治的重点

少年儿童爱玩犬，同时也非常喜欢玩水，在逗完犬或在草场的流水中玩耍之后，没有用洁净水洗手就抓东西吃，会造成包虫病感染。少年儿童感染包虫病后，会严重影响生长发育和体质，对健康造成损害。而牧区的家庭主妇主要承担做饭、洗衣等料理家务的任务，在生产生活中会接触到犬和被犬粪污染的水或牧草，在做饭或拿食物时没有用洁净水洗干净手，就会将虫卵带进食物，而进入家庭成员的腹中，使自己和家人感染上包虫病。孩子是家庭、民族的希望，是国家的未来，要对他们的健康做好保障，因此，少年儿童和家庭主妇是包虫病防治的重点。

54. 包虫的增长速度主要与哪些因素有关

与包虫增长速度有关的因素主要有三点：

（1）寄生脏器的血运是否丰富；

（2）脏器组织是否疏松；

（3）包虫的活力如何。

55. 有没有包虫病疫苗可以接种

目前已经有接种绵羊和牛的抗包虫感染疫苗（EG95），该疫苗的减虫率可达到95%，但目前尚无可供人和终末宿主犬接种的疫苗。

56. 对传染源犬和犬粪如何管理

犬虽然是人类的朋友，若是管理不好，犬、犬粪就会成为包虫病的传染源。故我们要对饲养的犬进行科学规范的管理，要每月都对犬进行驱虫，投喂驱虫药，村（居）民委员会要按户对当地所有的家犬建立犬驱虫登记卡，并负责犬驱虫措施的落实。对犬粪要深埋或焚烧。

57. 如何对家犬开展驱虫

要确定每月的犬驱虫日，请养犬的家庭人员参与和配合犬驱虫工作，还要做好个人防护。由乡级兽医站负责领取和分发犬驱虫药，村级防疫员负责投喂犬驱虫药，犬主签字确认并负责服药后3天内犬只拴养、犬粪要深埋或焚烧。村级兽医防疫员要将当地每月犬只驱虫情况报告县级兽医站。

58. 对无主犬如何进行驱虫

乡（镇）政府（街道办事处）、村（居）民委员会还要
采取多种方法控制、减少无主犬数量。每月定期由
村级防疫员指导相关人员在无主犬聚集的场所或
经常出没的区域投放驱虫药饵。

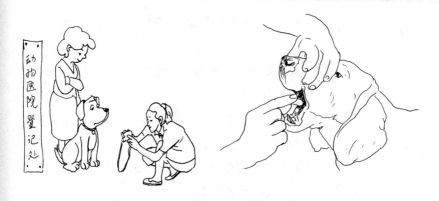

图 28　对家犬开展驱虫

59. 家／牧犬由谁负责登记，如何进行登记

以村为单位，由乡、村兽医防疫员将全部家、牧犬登
记造册，并负责新增犬及无主犬的统计工作和上
报。根据"谁养犬谁出钱"的原则，按有关规定，对
登记的犬每年适当收取管理费。

60. 针对犬驱虫用什么药效果较好

吡喹酮作为国际公认的抗绦虫、吸虫首选药物,具有价廉、特效、安全等特点,但该药味苦,很难使高嗅觉的犬自动服用,为此研制了专门用于犬的自动吞食吡喹酮片,以方便服药。利用犬自动吞食吡喹酮片对犬实施"犬犬投药,月月驱虫",自动吞食率不低于80%,对少数拒食犬利用皮肤渗透剂型作为补充剂型进行驱虫,两种剂型对感染绦虫的家牧犬驱虫率可达到100%。

61. 对无主犬/野犬如何处理

根据乡、村兽医防疫员的报告,加强有效管控,公安部门配合限期捕杀无主犬/野犬,或诱捕后交兽医注射处死并深埋。

62. 家里的牛、羊等家畜如何管理

动物卫生监督机构要对屠宰场(点)家畜的屠宰进行检疫,并且要监督做好有病变脏器的无害化处理工作。

各兽医站要向乡、村级兽医防疫员分发牲畜抗细粒棘球蚴病疫苗,由兽医防疫员每年对当地当年新生存栏牛、羊等家畜进行疫苗接种,并对已接种过疫苗的家畜每年进行1次强化免疫。

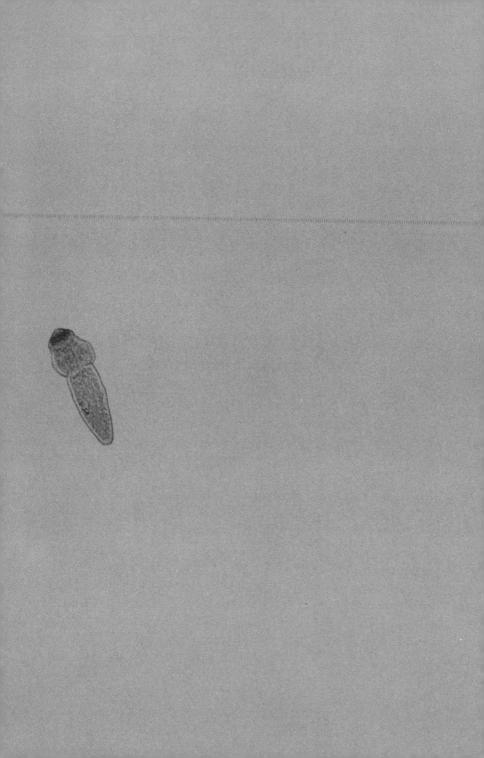

治疗康复篇

（一）检查

63. 怎么知道自己得了包虫病

包虫病早期是没有症状的,在流行区生活最好每年例行体检,腹部 B 超可以查到肝和腹腔内的包虫,胸透可以发现肺包虫;而如果碰到去进行包虫病现场调查的医疗卫生人员,也可以进行抽血化验和 B 超检查来确定是否患病。

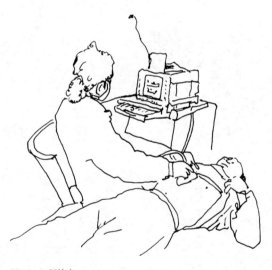

图 29　B 超检查

64. 抽血化验就可以化验出包虫病吗

抽血化验只是包虫病检查的一项辅助检查,可以结合 B 超等影像手段来诊断是否得病,尤其在包虫长在 B 超不能查到的其他部位时,化验结果会提示需要进行其他检查来确定是否得病。

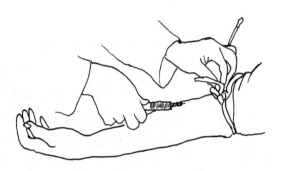

图 30 抽血化验只是一项辅助检查

65. 化验单上"包虫病抗体阳性"是什么意思

包虫病抗体阳性是指血液中,血清里含有包虫病的特异性抗体,提示可能患有包虫病或者曾经感染过(不一定得病),需要结合 B 超、X 线等检查来进一步确定是否患病。

66. 化验单上"包虫病抗体阴性"是什么意思,是不是可以确认没有得包虫病

是指在该患者此次抽取的血液中,血清里没有检查到包虫病的特异性抗体,但并不能除外包虫病,因为一些包虫病患者(15% 左右)不产生抗体,还可能有个体免疫差异、包囊的部位较深和囊壁较厚,或者有些患者的包虫已经钙化实变了。

67. 得了肺包虫病，医生说要查痰和咳出来的东西，那是查什么

有报道称唾液里也可以查到包虫的抗体，临床上还没有广泛使用。肺包虫病患者可能咳出包虫组织，所以把咳出来的东西经过处理拿到显微镜下去看，如果看到包虫的幼虫和组织，就可以证实肺包虫病的诊断。

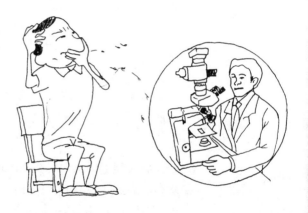

图 31　查痰液

68. 包虫病做了手术,切下来的东西拿去检查,
    那里面有虫子吗

    这叫病理组织学检查,显微镜下如果查到包虫的幼
    虫和组织病理,就能确认包虫病,这是包虫病的最
    终"金标法"诊断。

69. 以往包虫病化验是做皮试,现在做什么

    以前做皮试叫卡松尼试验,因为假阳性率太高,已
    经被世界卫生组织建议废除了。

    包虫病诊疗指导认为现在做的检验方法主要有酶
    联免疫吸附试验（ELISA）、组合抗原胶体金法（渗
    滤法和层析法）单抗原试纸。

（二）诊断

70. 有哪些影像检查可以查出肝包虫病

有肝超声波检查：囊型包虫显示边界明确的液性暗区，其内所见光点或小光团为子囊；泡型包虫则显示密集光点，并见大小不等的光团，底光带多不清晰。

还有 CT 和 MRI：囊型和泡型包虫均显示占位性病变及显示病变的部位和范围。

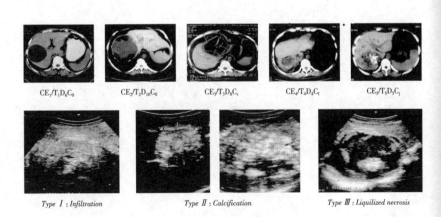

| CE₁/T₁D₆C₀ | CE₂/T₂D₁₀C₀ | CE₃/T₃D₈Cᵢ | CE₄/T₄D₄Cᵢ | CE₅/T₅D₅Cⱼ |

Type Ⅰ : Infiltration   Type Ⅱ : Calcification   Type Ⅲ : Liquilized necrosis

图32　肝包虫的影像学特征

71. 包虫病的临床诊断要点有哪些

（1）有流行病学史或过敏反应史；

（2）具有包虫压迫、破裂或感染的相应临床表现；

（3）典型的包虫囊肿查体可触及右上腹包块。触之表面光滑，压之有弹性，叩之有包虫震颤，可随呼吸上下移动；

（4）影像学检查以 B 超为首选方法，可显示囊肿部位、大小和形态结构。典型的包虫可显示"双层壁"囊肿结构。

（三）治疗

72. 囊型包虫病外科治疗方式有哪些

（1）肝包虫内囊摘除术；

（2）肝包虫囊肿外囊完整剥除术；

（3）肝包虫囊肿外囊次全切除术；

（4）肝部分切除术；

（5）经皮肝穿刺引流囊液；

（6）腹腔镜包虫摘除术。

73. 泡型包虫病的治疗方式有哪些

肝泡型包虫病治疗有根治性切除、姑息性手术、自体肝移植、药物治疗等。首选方法是根治性肝切除。其次为病灶姑息性肝叶或肝段切除、单纯外引流术、肝移植术等。

随着外科技术的发展和国内外学者对肝泡型包虫病的认识加深，近年来在治疗肝泡型包虫病方面寻找到更多治疗方式。主要包括放射治疗、射频或微波消融治疗、高强度聚焦超声等。

74. 泡型包虫病根治性手术适应证有哪些

根治性手术是治疗肝脏泡型包虫病的首选术式,适用于局限于半肝或几个肝段内,无明显的膈肌或邻近器官侵犯,并且全身情况可以耐受肝脏切除术的病例。若肝没有明显肝硬化且一般情况良好,也可考虑"扩大半肝切除 + 胆道血管成像 + 胆肠吻合"。

75. 哪些包虫病患者需要在手术后进行抗包虫药物的规范化使用

包囊破裂的患者因腹腔播散种植和复发率较高,需进行 2 次甚至多次手术者。

药物治疗包虫病作为一种辅助方法已愈来愈受到人们的重视。规范化的药物治疗不但对复发、多发、晚期及手术不能切除的包虫病有意义,对包虫破裂患者预防其复发也有重要意义。

76. 什么样的患者需要药物治疗

包虫病主要的治疗方法以手术为主,但是药物治疗却是必不可缺的辅助治疗手段。

(1)囊型包虫病由于手术的方式不同,只有完整的根治性手术才能达到彻底治愈包虫病的目的,其他的非根治性手术均需术后辅以抗包虫药物治疗(如阿苯达唑),可部分预防包虫病的术后复发。

（2）泡型包虫病需要长期服用抗包虫药物治疗。

（3）除手术治疗外，单纯的药物治疗也是临床许多患者和医生的选择，主要针对早期发现的囊型包虫体积较小的包虫病灶，以及多次手术术后复发及腹腔多发，肝外脏器如肺、脑等多发病例。而泡型包虫则主要是无法手术或多发器官无法手术根治的患者仅能予以单纯的药物。当然出于对手术的恐惧，很少一部分也选择了单纯的药物治疗。由此可见，几乎所有的包虫病患者均需要抗包虫药物治疗。所以早期诊断对于包虫病的治疗至关重要。

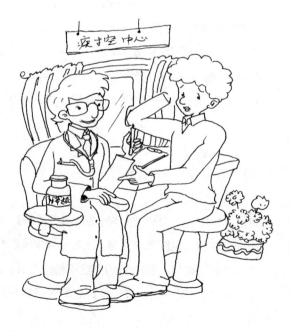

图33　药物治疗是辅助治疗手段

77. 目前使用的包虫病有效治疗药物及治疗方式有哪些

目前国内外公认有效的抗包虫药物主要有阿苯达唑、甲苯达唑和吡喹酮,而国内的药物治疗主要以阿苯达唑及其不同新剂型药物进行治疗。

(1)阿苯达唑片,国内药物规格通常为每片 100 毫克或 200 毫克,按照世界卫生组织专家建议,有效的剂量约为每天 15~20 毫克／千克体重,可分为一天 2~3 次口服,餐后服用较佳;

(2)阿苯达唑乳剂,国内规格为 12.5 毫克／毫升,按照其药品说明,有效的剂量约为每天 1 毫升／千克体重,可分为一天两次口服;

(3)阿苯达唑脂质体,是新疆医科大学第一附属医院的院内制剂,规格为 10 毫克／毫升,按照其药品说明,有效的剂量约为每天 1 毫升／千克体重,可分为一天两次口服,早、晚饭后服用较佳。

78. 阿苯达唑药物的不良反应有哪些

阿苯达唑用药不良反应较轻,多数患者能很好地耐受,仅少数患者出现头晕、恶心、白细胞减少等,偶见一时性转氨酶升高或黄疸,一旦停药均可自行恢复。长期服药应定期检查肝、肾和骨髓功能,最好每月复查血、尿常规一次。有妊娠计划的夫妇应在医生指导下使用,孕妇忌用。

（四）康复

79. 包虫病患者药物治疗的费用如何减免

对不符合手术治疗的包虫病患者,可进行口服药物治疗,由各地疾病预防控制机构对当地患者进行登记并向省级疾控中心申请治疗药品,通过乡镇卫生院、乡村医生给患者免费发放药品进行治疗。

80. 包虫病患者手术治疗的费用如何减免

对符合手术治疗的患者,为减轻患者外科手术医疗费用的负担,根据包虫病项目管理和各类基本医疗保障制度的要求和条件,按照手术救助患者就诊的定点医院级别采取两种方式进行补助。

（1）对在地、县级项目定点医院进行外科手术的患者,其住院医疗费用由各类基本医疗保障基金和项目定额补助经费统筹支付。即纳入项目登记管理的患者所在地、县级定点医院的手术治疗费用,由基本医疗保障基金报销和项目经费补助之后,个人将会支付极少的费用,甚至在一些省（区）患者所在地、县级定点医院手术治疗的费用,个人部分已是"零"支付。

（2）对在省（自治区）级定点医院外科手术的患者,其住院医疗费用按照先由定点医院在项目经费中给予补助,再由各类基本医疗保障基金按照其住院费用结算统一票据的总费用按规定比例给予报销。

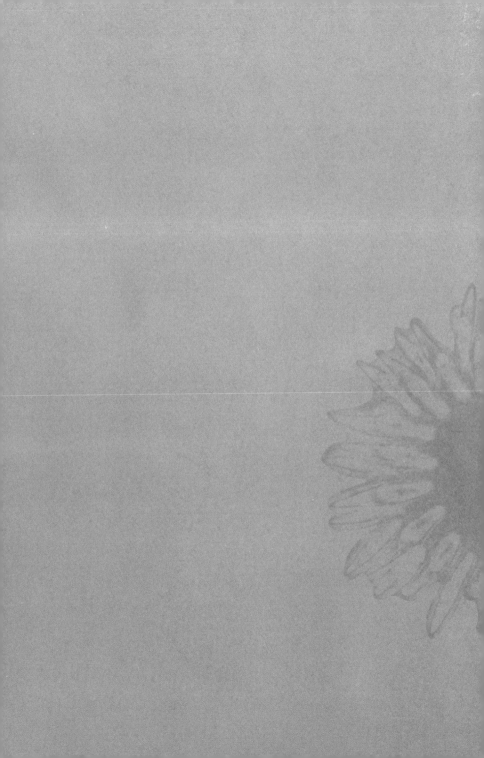

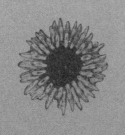

81. 包虫病属于哪种类型传染病

根据 2004 年 8 月 28 日第十届全国人民代表大会常务委员会第十一次会议修订颁布、当年 12 月 1 日施行的《中华人民共和国传染病防治法》第三条规定，传染病分为甲类、乙类和丙类。包虫病属于丙类传染病，是国家法定管理的传染病，必须依法防治。

82. 乡村医生在包虫病防治中有哪些职责和任务

（1）组织村民进行包虫病的体检,配合疾病预防控制人员开展相关调查；

（2）及时前往当地疾病预防控制中心领取治疗包虫病的口服药品,按照县级以上医疗机构开具的处方要求,督促、监督患者服药；

（3）在当地开展包虫病防治知识健康教育,协助兽医督导和监督各住户的犬驱虫、家畜接种疫苗等；

（4）协助疾控人员做好包虫病患者登记、建档,做好药物治疗情况记录。

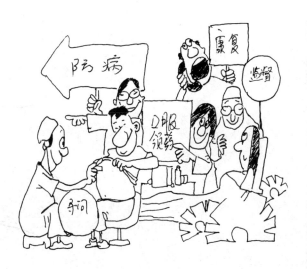

图 34 乡村医生的工作职责

83. 居民在包虫病防治中有哪些权利

（1）接受包虫病防治健康教育、培训、获得防治材料的权利；

（2）参与防治包虫病活动的权利；

（3）享受国家包虫病防治优惠政策的权利。

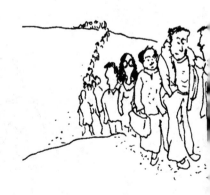

84. 居民在包虫病防治中有哪些义务

（1）主动配合疾病预防控制、医疗人员，接受包虫病检查和治疗；

（2）接受疾病预防控制、医疗、兽医等专业人员的指导，配合做好家畜、犬的管理和犬粪的处理，积极参与防治活动；

（3）向周围人们宣传防治包虫病知识。

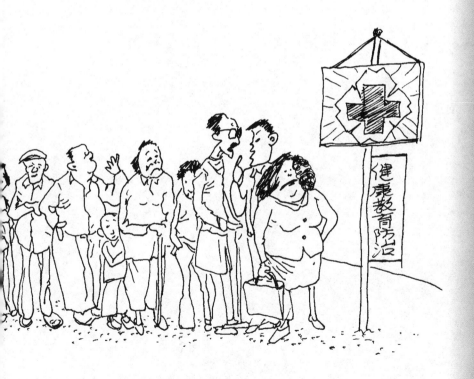

图35 居民的义务

包虫病防治健康教育核心信息（标语）

（一）犬的管理方面

1. 犬拴养,常喂药,包虫病防治见成效
2. 狗粪莫小瞧,危害真不小,羊儿掉了膘,人肝长大包,人人讲卫生,狗服驱虫药
3. 牛羊内脏喂犬狼,经济损失人遭殃
4. 犬是包虫病的主要传染源
5. 预防包虫病,家犬院中养
6. 远离狗粪,珍爱生命
7. 管住一条犬,保护全家人
8. 羊杂碎,是祸根,煮熟它,烧了它,切莫生着做狗食
9. 不要将有病变的动物脏器喂狗
10. 杜绝有病脏器被犬吃,包虫病有望被控制

（二）政策方面

1. 政府免费救治包虫病患者

2. 预防包虫病，国家免费救治

3. 免费查治包虫病，造福疫区老百姓

4. 疾病预防控制中心免费检测、诊断包虫病

5. 和谐的社会和谐的家，包虫病防治靠大家

6. 全社会行动起来，防治包虫病

（三）犬驱虫、讲卫生方面

1. 勤洗手,不玩狗,不用生杂碎喂狗

2. 勤洗手,少生病,犬喂药,人健康

3. 预防包虫病,饭前要洗手

4. 饭前便后勤洗手,讲究卫生管住口

5. 不玩犬,勤洗手,阻断包虫卵进人口

6. 每月给狗驱虫喂药是预防控制包虫病的关键

7. 不养犬,不玩犬,避免包虫病感染

8. 给犬喂服吡喹酮,人畜健康才长久

9. 犬拴养,常喂药,不玩狗,常洗手,牛羊内脏不喂狗

10. 月月犬驱虫,年年人安康

11. 定期犬驱虫,远离包虫病

12. 为狗驱虫是预防包虫病最有效的措施

13. 配合政府,犬犬服药,月月驱虫

14. 治疗家犬,消灭野犬,预防包虫病

15. 控制包虫病,坚持犬驱虫

16. 加强犬只的"管、驱、灭"是控制包虫病的关键

17. 定额养狗,犬犬挂牌,月月驱虫,灭犬有奖

18. 狗是包虫病的主要帮凶

19. 要健康,不玩狗,月月要给狗驱虫

（四）包虫病防治三字经

包虫病、害人精、从口入、危害重、夺营养、食欲退、

人消瘦、住肝脏、肝区痛、蚴囊破、流胆道、胆绞痛、

到腹腔、腹膜炎、入肺脏、胸疼痛、干咳嗽、呼吸难、

咯鲜血、不治疗、会送命、到脑中、头痛死、常恶心、

带呕吐、得偏瘫、入骨髓、易骨折、村民们、要记清、

重预防、讲卫生、吃饭前、要洗手、口渴了、喝开水、

生瓜果、水洗净、狗拴养、不进屋、莫玩狗、常驱虫、

狗粪便、及时埋、可防病、病脏器、不食用、莫喂狗、

要深埋、改厕所、杀虫卵、饮用水、压管道、管水源、

莫污染、有保证、庭院内、勤打扫、废弃物、莫乱扔、

多栽花、广植树、环境好、得了病、莫惊恐、找疾控、

免费药、做手术、不收费、人轻松、早治疗、身体健、

奔小康、收入增、新农村、共建设、人和谐。

图书在版编目（CIP）数据

包虫病 /温浩，张文宝主编 . —北京：人民卫生
出版社，2019
（"三区三州"健康促进科普丛书）
ISBN 978-7-117-28364-9

I. ①包… Ⅱ. ①温… ②张… Ⅲ. ①棘球蚴病 - 防
治 Ⅳ. ① R532.32

中国版本图书馆 CIP 数据核字（2019）第 059106 号

人卫智网　www.ipmph.com　医学教育、学术、考试、健康，购书智慧智能综合服务平台
人卫官网　www.pmph.com　人卫官方资讯发布平台

书　　名　"三区三州"健康促进科普丛书——包虫病
主　　编　温　浩　张文宝
出版发行　人民卫生出版社（中继线 010-59780011）
地　　址　北京市朝阳区潘家园南里 19 号
邮　　编　100021
E - mail　pmph @ pmph.com
购书热线　010-59787592　010-59787584　010-65264830

印　　刷　三河市博文印刷有限公司
经　　销　新华书店
开　　本　850×1168　1/32
印　　张　3
字　　数　77 千字
版　　次　2019 年 8 月第 1 版　2019 年 8 月第 1 版第 1 次印刷
标准书号　ISBN 978-7-117-28364-9
定　　价　20.00 元

打击盗版举报电话：010-59787491　E-mail：WQ @ pmph.com
（凡属印装质量问题请与本社市场营销中心联系退换）

57检